Dʳ E. THIERS, de Valence

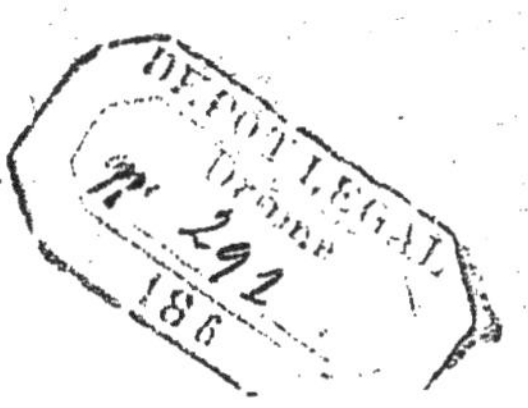

OBSERVATIONS CLINIQUES DE CHIRURGIE

IMPRIMERIE
JULES CÉAS & FILS
VALENCE

1920

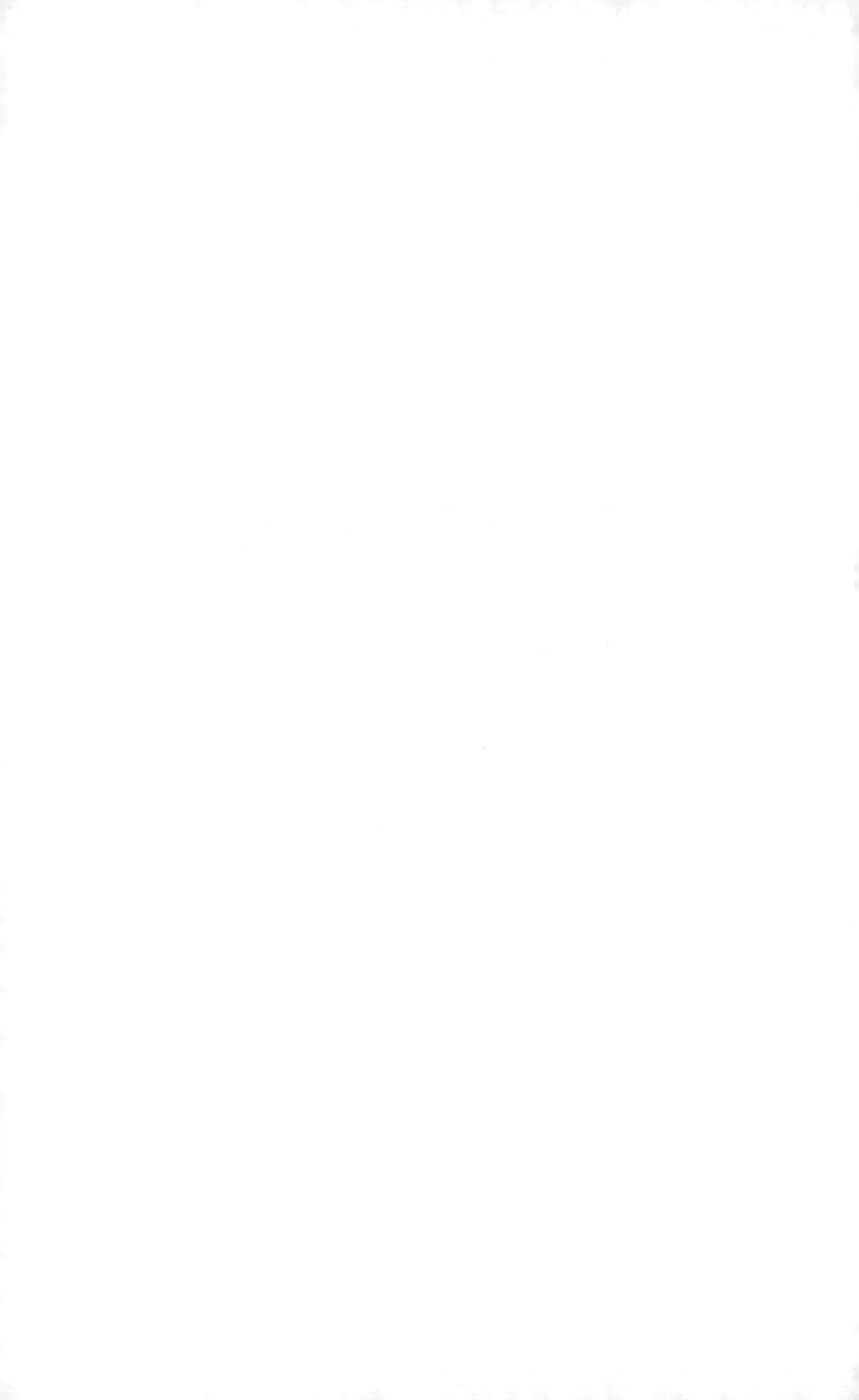

Dr E. THIERS, de Valence

OBSERVATIONS CLINIQUES DE CHIRURGIE

IMPRIMERIE
JULES CÉAS & FILS
VALENCE

1920

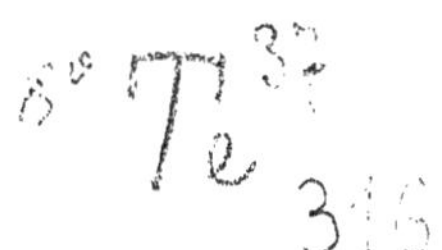

Hystérectomie abdominale totale
avec évidement pelvien

(opération de Wertheim) pour cancer du col de l'utérus

(5 observations cliniques, par le Dr THIERS, de Valence)

Depuis le mois de mai 1917, époque à laquelle, réformé, j'ai pu reprendre l'exercice de la chirurgie civile, j'ai eu à observer, tant à l'hôpital qu'en clientèle, douze cancers du col utérin. Sept de ces malades ont été jugées inopérables parceque *trop tardivement* adressées au chirurgien (utérus fixé avec propagation de la tumeur aux viscères voisins). L'une d'elles (39 ans) dont le néoplasme avait fixé l'utérus et envahi la paroi antérieure du rectum a été traitée, sur ma demande, par le professeur Nogier à l'aide du radium. Cette femme je l'ai perdue de vue aujourd'hui, mais il y a six mois elle m'a paru *améliorée* par ce traitement. En écrivant ces lignes j'ignore si cette amélioration s'est maintenue.

Chez cinq de mes malades j'ai pu pratiquer l'hystérectomie abdominale totale avec évidement pelvien, selon la méthode de Wertheim, qui a donné des résultats si encourageants à mes maîtres lyonnais Albertin et Auguste Pollosson et à mon camarade d'internat Viollet. Tout récemment — en février 1920 — j'ai revu deux de mes opérées *sans récidive, l'une après 28 mois, l'autre après 19 mois*, c'est pourquoi je rapporte ici leurs observations détaillées avec les photographies des pièces enlevées. Certes je n'ignore pas qu'un délai de cinq ans sans récidive est généralement reconnu nécessaire pour pouvoir affirmer la guérison, mais l'état actuel de mes opérées permet tous les espoirs. De plus, il serait désirable que les chirurgiens gynécologues vissent des cas moins avancés que ceux pour lesquels il leur faut habituellement prendre une décision : *Le succès opératoire est fonction du diagnostic précoce.*

Dans les observations I et II je rapporte ces deux cas favorables, mais j'ai ajouté les observations de trois autres opérées dont deux ont survécu treize et quatorze mois et dont la troisième a succombé en moins de 10 jours par collapsus progressif post-opératoire. — La publication de ces cas heureux ou malheureux n'est-elle pas le meilleur plaidoyer en faveur de l'opération *hâtive* après diagnostic *précoce*? Comme pour les cancers du sein dont la curabilité a augmenté du jour où les chirurgiens ont pu opérer de très bonne heure, les opérations pour néoplasme du col donneront des statistiques d'autant meilleures que la maladie tôt diagnostiquée sera en temps utile soumise au traitement chirurgical.

Avant de publier les observations je résume une fois pour toutes, et afin d'éviter des redites inutiles, la technique opératoire que j'ai suivie ; une méthode rigoureuse étant ici, plus encore qu'ailleurs, la première condition du succès de l'intervention.

A. — TECHNIQUE OPÉRATOIRE

Anesthésique : Kélène puis éther. Voici, résumés, les différents temps de ma technique qui n'a rien que de très classique, et d'impersonnel.

1° Incision pariétale, mise en place de l'écarteur de Doyen à fourche intercrurale et des grandes compresses intestinales de protection ;

2° Ligatures des deux artères hypogastriques ;

3° Préhension du corps utérin et section entre deux ligatures des pédicules ovariens et des ligaments ronds ;

4° Taille de la collerette péritonéale vésico-utérine, refoulement du péritoine et dénudation du vagin *aussi bas* que le permettent les plexus veineux du fond dont il faut éviter autant que possible la très gênante rupture. Un large tampon étalé remplit temporairement tout cet espace décollé antérieur et en fait l'hémostase ;

5° Recherche et dégagement des deux uretères, ligatures des deux utérines très en dehors ;

6° Recherche et, s'il y a lieu, extirpation des ganglions dans la bifurcation des vaisseaux ;

7° Pincement large, puis section des deux ligaments utéro-sacrés après ligatures et taille de la collerette séreuse prérectale. Un gros tampon étalé et hémostatique est placé dans cette zone postérieure ;

8° Revenant à l'utérus dégagé en avant, en arrière, latéralement, fortement attiré vers le haut, je mets en place la pince très courbe de Gouilloud qui ferme le vagin sous la tumeur. Sous cette pince, à droite et à gauche, sont placés deux gros catguts transfixeurs, en anse, qui vont suspendre et repérer la collerette vaginale. Le vagin est sectionné entre eux et la pince de Guilloud, au ras de celle-ci ;

9° Utérus, tumeur, paramètre, sont enlevés en bloc, « en vase clos ». Les deux anses de catgut suspenseur facilitent maintenant la suture du vagin dans la lumière duquel je laisse et fixe un gros drain sortant à la vulve, entouré ou non d'une mèche de gaze ;

10° Changement de gants et d'instruments, les tampons provisoires antérieur et postérieur sont enlevés, l'hémostase absolue assurée, les espaces morts supprimés par rapprochement de leurs parois (suture capitonnée au catgut). Je termine par un surjet *très bas*, assurant la reconstitution du péritoine pelvien et l'isolement certain de la grande cavité péritonéale. Sutures pariétales en trois plans, sans draînage. Ablation du drain vulvaire au 5e jour.

B. — OBSERVATIONS

Observation I. — **Cancer végétant du col. Opération en deux temps :
1ᵉʳ temps, curettage de la tumeur ; 2ᵉ temps, Wertheim. — Absence
de récidive et très bon état général après 28 mois. Cf. figure 1.**

La femme B....., 52 ans, fut l'objet d'un diagnostic précoce. Deux
enfants vivants, mariés et bien portants, pas de fausse couche. Menstruation à 12 ans, ménopause à 49 ans, sans incidents. Père mort de
cardiopathie, mère morte probablement d'un cancer de l'estomac. —
Entre dans mon service d'hôpital en août 1917, pour des métrorragies
interprétées comme « accidents tardifs de la ménopause » et pour une
leucorrhée fétide persistante. Depuis mai 1917, époque de la deuxième
métrorragie, cette femme, dont l'abdomen reste cependant surchargé de
graisse, a maigri des membres inférieurs, de la face et du cou, elle a
perdu ses forces et ne peut plus vaquer à ses travaux agraires sans
fatigue et sueurs abondantes. Gros soucis en mai : un fils blessé à la
guerre.

A l'entrée : teint légèrement cachectique, blafard plutôt que jaune paille.
Albuminurie : 0,50 par litre. Pouls de tension normale, 16 au Potain avec
quelques faux pas, artères athéromateuses, léger œdème vespéral
orthostatique des malléoles, vertiges fréquents avec lipothymies.

Au toucher : néo du volume d'une mandarine, végétant, bilobé avec
prédominance des végétations sur la lèvre antérieure du col. Le doigt
ramène des débris sanglants. L'utérus n'est pas immobilisé, les culs-de-
sac vaginaux relativement souples, mais en avant il y a une infiltration
plus basse qu'en arrière. Pour analyser ces sensations le toucher vaginal
est combiné au toucher rectal, pas de toucher intravésical. — Pas de
signes urinaires : la malade se lève une fois la nuit, ses urines, claires
à l'émission, sans dépôt, n'ont jamais été hématiques. La région rénale
ne donne aucune indication spéciale (ni hydronéphrose, ni douleurs).

La malade est préparée à l'opération par un curettage préalable sous
anesthésie au Kélène, par un régime lacté et sucré exclusif, par le repos
au lit, et comme médicaments je lui prescris : urotropine, santhéose et
huile camphrée (2 gr. de camphre pro die).

L'hystérectomie proposée ayant été acceptée, j'opère la malade le
30 septembre 1917. L'intervention menée selon la technique sus-men-
tionnée fut conduite correctement sans incident et dura 1 heure 3/4
Englobé de tissus œdématiés l'uretère gauche fut plus difficile à dégager
que le droit. La péritonisation basse put être très soigneusement effec-
tuée et je n'eus pas de difficultés d'hémostase veineuse dans les régions
retro-vésicales médianes, ni latérales. Pas de pyosalpinx. Ganglions
mous dans le paramètre.

Les suites opératoires furent à peu près satisfaisantes et marquées

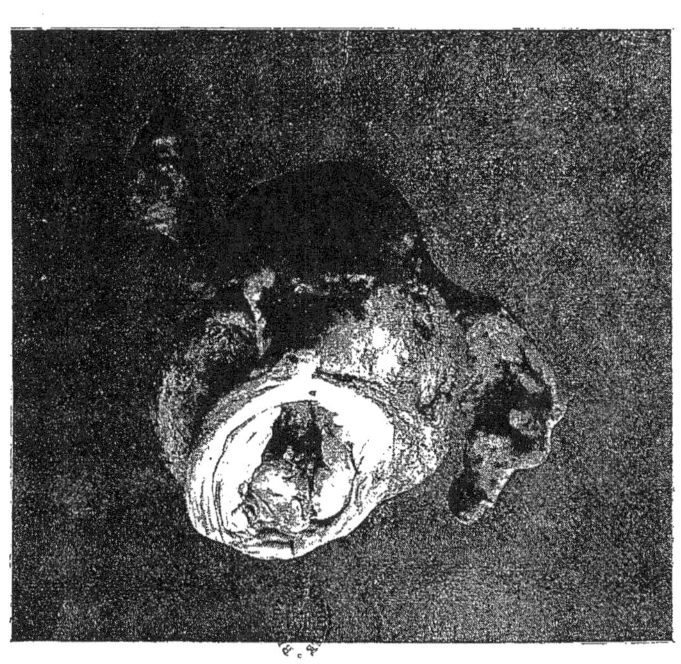

Madame B., 52 ans. — *Observation I.* — Wertheim pratiqué
15 jours après un curettage préalable de la tumeur.

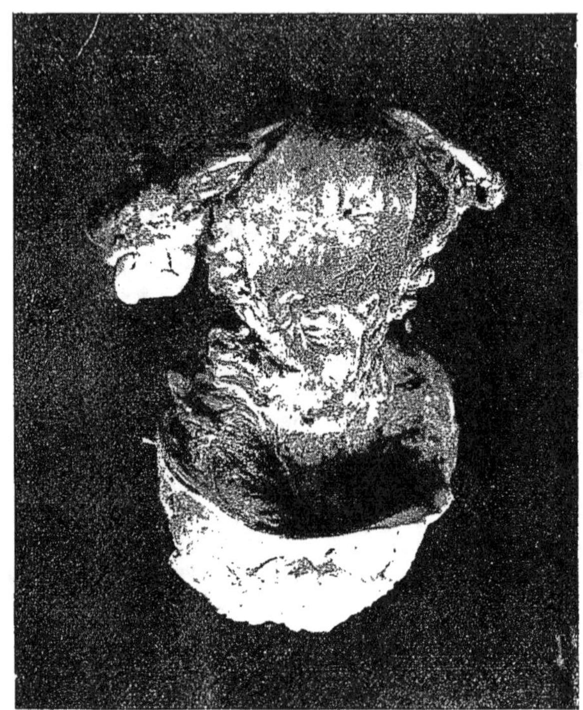

Madame L..., 45 ans. — *Observation II.* — Wertheim.

(Cliché Jacquin Frères, Valence).

cependant par un peu de congestion mécanique des deux bases (sans fièvre) et par la désunion de deux points cutanés du fait de sérosité, sans suppuration.

Revue le 17 février 1920, mon opérée ne présente aucune trace de récidive. Elle a repris ses forces, peut travailler et se trouve très satisfaite. Elle suit le régime lacto-végétarien qui convient à ses artères. Ce délai de 28 mois, s'il ne suffit pas à affirmer une guérison absolument définitive, légitime toutes les espérances. La figure 1 reproduit la pièce enlevée, après curettage préalable de la tumeur cervicale.

Observation II. — **Enorme cancer végétant du col. Opération en un temps, sans curettage préalable. Absence de récidive et santé parfaite après 18 mois. Cf. fig. 2.**

Madame L..., 45 ans. Menstruation à 16 ans, mariage à 20 ans, ménopause à 44 ans. Une fausse couche. Deux enfants âgés respectivement de 22 et 23 ans et bien portants. Mère rhumatisante morte cardiaque, père mort d'une attaque. Un frère très bien portant, pas de sœur.

Me fait appeler en juillet 1918. Leucorrhée fétide depuis janvier 1918, deux grosses métrorragies en mars et en juin. Amaigrissement de 11 kilos en quatre mois (41 kilos au lieu de 52), que la malade décrit en disant qu'elle n'est plus « que l'ombre d'elle-même ». Asthénie, anorexie, douleurs tolérables hypogastriques et lombaires. Les médecins consultés ont conseillé (sans toucher préalable) des dragées d'ergotine et des injections.

Au toucher : néoplasme cervical très gros, bourgeonnant, friable et saignant au moindre contact. Le corps utérin, plus petit que la tumeur cervicale est mobile sauf en arrière, il n'y a pas latéralement d'infiltration périnéoplasique. Le Douglas est le siège de douleurs quand je porte l'utérus en avant. Pas de troubles vésicaux fonctionnels, pas d'hydronéphrose. Je n'ai pas fait le toucher intra-vésical.

Opération : 22 juillet 1918 (clinique). L'intervention dura près de deux heures, allongée par des difficultés d'hémostase veineuse dans le cul-de-sac vésico-utérin, près de l'uretère droit. Libération facile des uretères. Cinq à six ganglions qui paraissent inflammatoires du fait de leur consistance molle, dans le paramètre, pas d'adénite dans la bifurcation des deux iliaques. — Suites excellentes : on dût sonder la malade pendant onze jours. (Strychnine, adrénaline, huile camphrée) ; réunion per primam.

Le 15 février 1920, je revois cette opérée qui a une mine florissante, a repris 10 kilos et chez laquelle le toucher ne révèle aucune trace de récidive. Ici encore le délai est insuffisant pour crier victoire définitive puisqu'il atteint à peine 18 mois, mais tout m'autorise à bien augurer des suites plus tardives. La figure 2 reproduit la pièce enlevée photographiée par M. Jacquin. Absence de lésions annexielles suppurées.

Observation III. — **Cancer du col compliqué de pyosalpinx droit. Opération en un temps. Récidive surtout vaginale après un an.**

Madame T., 41 ans. Réglée à 15 ans, deux enfants. Père et mère morts d'affections indéterminées. Pertes blanches et purulentes dans l'intervalle des règles. Hémorragies à l'occasion du coït : l'une d'elles fut assez importante pour nécessiter un tamponnement. Tous ces symptômes ont débuté il y a près de huit mois (la malade est entrée dans mon service fin août 1917). Teint cachectique prononcé, amaigrissement de douze kilos en huit mois. Le pouls est sans tension, un peu rapide = 80 (mais la dernière métrorragie date de vingt jours seulement).

Au toucher (rectal et vaginal combinés) je trouve un néoplasme du col peu friable du volume d'une grosse noix. Le signe de l'ongle est très net, la tumeur saigne au toucher. L'utérus est petit, mobile encore, et je ne perçois pas d'infiltration prononcée des culs-de-sac ni d'adhérences avec les organes voisins. La trompe droite est grosse et mobile. Je fais sous anesthésie, après dilation aux bougies d'Hégar, un toucher intravésical qui ne me donne aucun nouveau renseignement utile sauf la sensation de non infiltration de la région vésicale interurétérale. Aussi bien les fonctions urinaires ne sont pas troublées, les reins ne sont pas douloureux, mais il y a des douleurs sacrées d'irradiation, surtout quand on mobilise la trompe droite malade. En somme le cas semblait très favorable.

Opération (4 septembre 1917, à l'hôpital). Durée : 1 heure 1/2; pas de difficultés opératoires, la section du vagin a pu être pratiquée très bas et le pyosalpinx droit enlevé sans rupture; pas de ganglions. Aucun incident opératoire, suites normales. Six jours de sondages vésicaux.

Revue en octobre 1918, treize mois après l'opération, cette femme présente une récidive basse, presque exclusivement vaginale. Le vagin est sténosé, parcheminé, et j'ai de la peine à l'explorer au doigt; il saigne au contact. Les tissus prérectaux sont infiltrés et le rectum fixé au vagin. Les douleurs sont violentes, avec irradiations presque exclusivement sacro-coccygiennes. Aucun trouble urinaire. Teinte jaune paille, amaigrissement. Je ne propose même pas un essai de radiumthérapie à cette malheureuse et je la renvoie avec une prescription de morphine. Elle a succombé en décembre 1918.

Pourtant ce cas paraissait devoir donner un succès. Il faut remarquer, comme causes possibles d'aggravation, le jeune âge de la malade et la cœxistence d'une suppuration annexielle.

Observation IV. — **Cancer du col propagé à la vessie Hystérectomie totale, résection vésicale. Fistule urinaire. Survie de quatre mois.**

Madame M... Joséphine, 40 ans. Réglée à 13 ans, un enfant; rien à signaler dans les antécédents héréditaires ou personnels. Aurait subi entre 20 et 30 ans deux curettages pour métrite? Vient me consulter en septembre 1918 pour des métrorragies intermittentes avec mauvais état général.

Au toucher : Néoplasme du col, saignant au contact, du volume d'une grosse noix; la lèvre antérieure est surtout atteinte et le signe de l'ongle est très net. L'utérus est petit, dur, peu mobile; le cul-de-sac vaginal antérieur est le siège d'une infiltration parcheminée. Etat subfébrile 38°2. *Aucun trouble urinaire fonctionnel*, pas d'hématurie, pas de pollakiurie habituelle, pas de pyurie. Après le coït, la malade a des métrorragies et une pollakiurie *passagère*. Le cul-de-sac postérieur est souple.

L'auscultation des poumons ne révèle rien d'anormal. Je juge inutile de faire un toucher intravésical, car l'infiltration de la paroi antérieure du vagin et le défaut de mobilité utérine contrindiquent à mon avis le Wertheim. Je propose à la malade d'essayer, à Lyon, un traitement par le radium.

Quinze jours après sa première visite, elle revient sans avoir suivi mon conseil et insiste beaucoup pour être opérée.

Opération. Bien décidé à m'en tenir à une laparotomie exploratrice, je pratique l'intervention le 15 octobre 1918. Mais un incident opératoire me force de modifier mes projets. Après laparatomie, je trouve l'utérus intimement fixé par son isthme à la vessie; en délimitant ces adhérences avec le doigt, le corps utérin étant tiré en haut, et malgré l'absence de violences dans ces manœuvres d'exploration, je déchire la vessie ramollie et envahie par le néoplasme au contact de l'isthme utérin. La déchirure, étroite, se produit en tissus ramollis et correspond à la partie moyenne entre les deux uretères et au-dessus d'eux.

Dans ces conditions nouvelles, je ne puis me contenter de suturer une vessie néoplasique et friable et laisser en plein péritoine cette amorce à une fistule vésicale. J'estime que l'hystérectomie suivie de la suture vésicale après résection partielle est la seule technique qui, permettant un large drainage vaginal, au point déclive, donnera une chance de survie à mon opérée. Je fais donc une hystérectomie totale, puis j'excise un lambeau vésical allongé, de deux centimètres environ, entre les deux uretères et au-dessus d'eux. Une suture soignée, en trois plans, ferme la vessie, un très gros drain vaginal vient affleurer cette ligne de sutures et je m'efforce de péritoniser au mieux pour isoler complètement la grande cavité. Une sonde de Pezzer est placée dans la vessie par l'urètre

Les suites immédiates furent bien meilleures que je ne l'espérais; la fistule n'apparut que quinze jours après l'opération, d'abord petite, puis progressivement agrandie par l'envahissement néoplasique. Cette malade put quitter l'hôpital pendant un mois; elle y rentra pour succomber (quatre mois après son opération) avec une phlébite, un état de cachexie excessif mais peu de douleurs.

Cliniquement contrindiquée et pratiquée après la plaie vésicale pour permettre un drainage meilleur, cette hystérectomie a peut-être évité une péritonite secondaire à la fistulisation imminente du néoplasme vésico-utérin. L'absence presque complète de signes fonctionnels vésicaux, malgré l'envahissement de la vessie par le néoplasme, est ici très remarquable. Quant au toucher intra-vésical, il aurait été sans doute provoqué — mais alors de la vessie au péritoine libre — la fistule imminente que la traction sur l'utérus produisit en sens inverse, — du péritoine à la vessie.

Observation V. — **Infection utéro-annexielle ancienne ; salpingite suppurée bilatérale. — Gros néoplasme végétant du col. — Hystérectomie abdominale totale (Wertheim). Mort par collapsus progressif au neuvième jour.**

Madame R... Juliette, 34 ans. Passé génital très chargé. Avant 1914 j'eus à soigner cette jeune femme pour deux fausses couches — probablement provoquées — accompagnées de pelvipéritonite avec pyosalpinx. En juin 1914, je lui avais proposé la castration double pour ses lésions annexielles bilatérales, mais la guerre survint avant qu'elle acceptât l'opération.

Entre dans mon service en décembre 1917 pour un énorme cancer végétant du col, compliquant sa double salpingite : métrorragies, leucorrhée fétide, douleurs lombaires. L'état général est mauvais : pâleur très marquée, asthénie, fièvre vespérale : 38.5.

Au toucher recto-vaginal on trouve un volumineux néoplasme remplissant le dôme vaginal, saignant au contact, mais parfaitement opérable du fait de la mobilité utérine et de la souplesse relative des culs-de-sac. Les deux trompes ont le volume de grosses oranges, peu mobiles.

Après 8 jours de repos au lit, la fièvre ayant diminuée, la malade me paraît pouvoir supporter l'opération.

Opération. Difficultés moyennes provenant exclusivement, dans la libération de l'uretère gauche, du fait des adhérences du pyosalpinx. Hystérectomie totale, sans rupture tubaire ; durée 1 heure 40 minutes.

La malade, très shockée, est remontée par des injections intra-veineuses de sérum de Ringer-Locke, par l'adrénaline. Mais les améliorations ainsi obtenues ne sont que passagères et l'opérée succombe au neuvième jour par collapsus progressif.

L'insuccès me paraît surtout dû à la coexistence de suppurations anciennes ayant mis cette jeune femme en état de résitance très amoindrie.

A côté des cas heureux j'ai tenu à rapporter ici les cas défavorables parmi lesquels il faut compter les sept cancéreuses à qui j'ai dû déconseiller l'opération. C'est un fait indéniable qu'en règle générale ces malades consultent trop tard le chirurgien. Presque toujours on a laissé le néoplasme se développer en incriminant les fameuses métrorragies essentielles de la ménopause. Or, pour ma part, j'ai toujours trouvé aux métrorragies *graves* de la ménopause un *substratum anatomique* utéro-annexiel, cardio-artériel ou rénal.

Le pronostic de la néoplasie cervicale est toujours aggravé par la coexistence de suppurations annexielles qui diminuent la résistance des malades. D'ailleurs — même en dehors du cancer du col — c'est après les hystérectomies pour pyosalpinx que les suites opératoires sont les plus mouvementées, malgré une bonne technique, une opération correcte et un bon résultat final. Dans ces pyosalpinx non associés au cancer — sans parler des complications éloignées : fistules uretérales tardives, polynévrite, phlébite, infections broncho-pulmonaires, etc. — j'ai souvent noté un shock immédiat inquiétant par sa persistance, mais toujours combattu avec succès par les injections massives intra-veineuses de sérum, l'adrénaline à doses fractionnées répétées ou l'extrait d'hypophyse. J'ai cependant pour règle de préparer aussi longuement que possible à l'opération ces malades peu résistantes (repos au lit, régime lacté et sucré, huile camphrée, nucléatol) de façon à exalter leurs moyens de défense.

S'il faut savoir s'abstenir obstinément d'opérer les cachectiques avancées, il faut savoir aussi que l'absence de troubles fonctionnels urinaires ne signifie pas absence de lésions vésicales ou uretérales. A ce point de vue le toucher intra-vésical (qui n'est pas toujours sans inconvénients) et les signes d'hydronéphrose n'ont pas grosse valeur pour décider à l'intervention car, lorsque ces explorations nous donnent des précisions on trouve toujours de suffisantes raisons de s'abstenir soit dans l'état cachectique, soit surtout dans les renseignements que fournissent les touchers rectal et vaginal combinés, méthodiquement pratiqués et judicieusement interprétés. — Il n'en est pas de même du cathetérisme des uretères et de l'examen cystoscopique du plancher vésical recommandés par Winter et qui, de l'avis de presque tous

les auteurs, gardent une valeur séméiologique considérable
en montrant que certains cancers sont déjà très envahissants
qui par ailleurs paraissaient peu avancés. Il faut donc se
rallier pleinement aux idées récentes qu'à schématisées
Pierre Cruet.

1° En cas d'*adhérences inflammatoires* se traduisant par
les vallonnements de la muqueuse vésicale, par l'apparence
de « porcelaine craquelée » (Viollet et Murard) l'opération est
difficile mais possible.

2° En cas d'*adhérenses néoplasiques* et non plus seulement inflammatoires, se traduisant par l'*œdème* sous toutes
ses formes : en coussins, à larges plis parallèles, bulleux,
l'opération sera impossible ou en tous cas dangereuse, donc
contrindiquée.

Enfin, la mise à demeure d'un cathéter uretéral aidera par-
fois à la libération et surtout au ménagement des uretères
plus souvent englobés par l'inflammation qu'envahies par le
néoplasme, mais dont la vascularisation spéciale (Laroyenne)
facilite la blessure à distance et explique la fistulisation
tardive.

Contre cette si grave affection qu'est le cancer du col
utérin nous possédons, si nous sommes appelés à opérer en
temps utile, non seulement une technique bien réglée, mais
des indications à intervenir que précisent un ensemble de
procédés fort sensibles : d'abord et surtout les touchers rectal
et vaginal combinés qui nous renseignent sur l'étendue du
mal, la mobilité utérine, l'envahissement du paramètre, puis
aussi la cystocopie et le cathétérisme uretéral.

Un cas de fracture de la voûte du crâne
avec déchirure de l'artère méningée moyenne

intéressant par l'absence de signes cliniques.

Trépanation précoce. — Hémostase. — Guérison

par le Dr E. THIERS (de Valence)

Depuis surtout que les chirurgiens ont eu à opérer les
blessés de guerre, il est banal de rappeler que des traumatismes crâniens, *insignifiants en apparence*, à symptomato-
logie silencieuse, peuvent s'accompagner de *très graves lésions
cérébrales ou dure-mériennes*. Dans tous les traumatismes
du crâne, notre devoir est d'être pessimistes : il faut « *aller
voir* » pour peu que nous ayons la moindre raison de douter.
Bien avant de leur être imposée par des circulaires, la néces-
sité de l'exploration chirurgicale minutieuse et systématique
de toutes les blessures tangentielles ou superficielles du crâne
était un dogme pour les chirurgiens aux armées ; et d'ailleurs
dès 1898 le maître lyonnais ALBERTIN enseignait que « toute
plaie du crâne doit-être immédiatement explorée par une
incision suivie de trépanation, s'il y a lieu ».

Je rapporte ici une observation de ma clientèle civile où chez
un blessé, *presque sans symptômes*, le précepte de mon
maître ALBERTIN et mon expérience de la chirurgie de guerre
m'ont permis, par une opération et une hémostase précoce
de sauver peut-être la vie à un jeune homme dont l'artère
méningée moyenne avait été déchirée, après une fracture
par écrasement, et chez lequel un énorme hématome en sablier
sus et sous dure-mérien aurait pu amener les plus graves
complications tardives, malgré l'apparente bénignité immé-
diate de la blessure.

Observation clinique. — Dam... Jean, 16 ans, conduisait, le 1ᵉʳ mai 1919, un chariot vide, pesant environ 300 kilos, attelé de quatre mulets, au retour des champs. Il était à cheval sur le premier mulet lorsqu'il tomba, s'embarrassa dans les traits et..... perdit connaissance. Témoin de l'accident le domestique ne put empêcher la roue du véhicule vide de passer sur le crâne du jeune homme. Il le reconduisit à la ferme. Après avoir parcouru 7 à 800 mètres Dam... reprit connaissance, *n'ayant eu aucune notion de son accident,* et si peu mal en point qu'il voulut rentrer à pied à la maison proche. Là, son père le fit mettre au lit et me fit appeler.

Deux heures et demie après l'accident j'étais auprès du blessé, dont la région pariétale gauche avait été prise sous la roue du véhicule. Il avait sa connaissance entière, répondait avec précision à mon interrogatoire et, n'accusant aucune douleur, demandait à se lever.

Fracture de la voûte. Dam. Jean 16 ans.

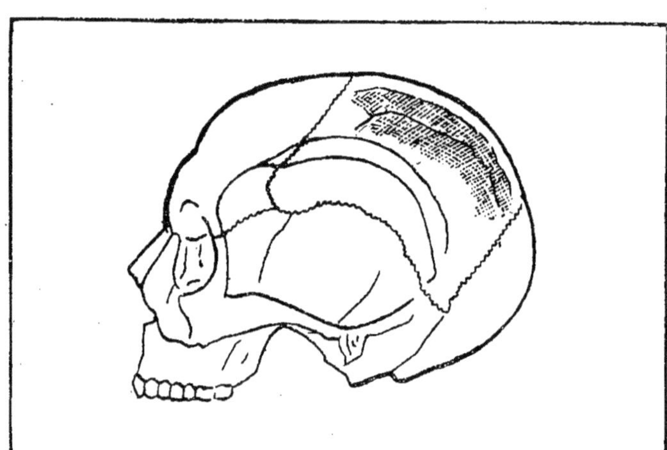

Les parties ombrées indiquent le siège de la fracture.

Localement je constatais, dans la région pariétale gauche (cf. la partie ombrée du schéma) une éraillure cutanée insignifiante, seulement épidermique. A ce niveau une ecchymose rectangulaire, allongée dans le sens antéro-postérieur soulevait faiblement le cuir chevelu. A la palpation, *aucune douleur :* pas de *douleur localisée en un point précis,* mais sous une pression très appuyée je trouve que la résistance du plan osseux profond est diminuée. Je n'ai pas de sensation d'enfoncement osseux, mais non plus celle de la cupule indurée limitant une région centrale ramollie avec plan osseux résistant profond. Pas de crépitation osseuse et malgré l'insistance de mes recherches pas de point douloureux localisé. Je poursuis méthodiquement mon

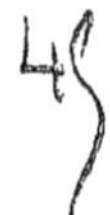

examen, quant à une fracture de la base du crâne; il est de tous points négatif. Il n'y a ni paralysie, ni parésie, la force musculaire est égale des deux côtés ; pas de troubles de la vue, la musculature interne de l'œil est, comme la musculature externe, absolument indemne : ni diplopie, ni amblyopie, ni signes pupillaires. Pas de convulsions, pas de contractures, réflexes tendineux normaux, sphincters indemnes, pas de vertiges, pas de troubles de l'équilibre, ni nausées, ni vomissements, ni céphalée. Le pouls n'est pas ralenti, non plus qu'irrégulier, mais *la pâleur* du blessé est très remarquable. De cet examen négatif je ne retiens que cette pâleur et l'allure de l'ecchymose qui n'a évidemment pas les caractères que Gérard-Marchant décrit aux ecchymoses dues à la simple contusion des parties molles. La température est de 37°1.

Attachant une grosse valeur aux signes de la palpation de la région écrasée et à la pâleur du blessé, non pas comme signes de certitude d'une fracture mais comme éléments d'un pronostic réservé, j'explique au père que malgré le silence des symptômes immédiats je ne puis prendre la responsabilité du traitement si je ne fais pas une incision me permettant de vérifier l'intégrité du squelette. Le père se range à mon avis et fait entrer son fils à la clinique. Trente cc. de sérum antitétanique que j'avais apportés sont injectés et un lavement purgatif est administré.

Opération. — Le lendemain j'opère le blessé, 18 heures après l'accident.

Anesthésie : Kélène puis éther. Une longue incision curviligne permet de rabattre un lambeau cutané et de mettre l'os à nu. Fracture étendue de la région pariétale postérieure, avec enfoncement prononcé de la berge inférieure. Le trait de fracture, mis à jour après évacuation des caillots de l'hématome sous cutanéo aponévrotique, mesure 13 centimètres et laisse suinter du sang noir venant de la profondeur. Avec l'instrumentation et la technique de Doyen, je fais une large trépanation qui met à jour la dure-mère refoulée par un vaste hématome. Celle-ci a été déchirée par la fracture sur une étendue de 3 centimètres et par la brèche s'écoule du sang noir, liquide. Je prolonge aux ciseaux l'incision dure-mérienne et je constate un gros hématome sous dure-mérien. Les caillots sont enlevés avec ménagement par des tampons montés et une curette mousse. Mais l'évacuation du sang épanché allait être terminée lorsque, dans la partie toute postérieure de la plaie, se produit une violente hémorragie artérielle, en jet, *de sang rouge.* Incriminant une déchirure de la branche postérieure de l'artère méningée moyenne je place sur chaque bout du vaisseau sectionné des pinces de Kocher et l'hémorragie s'arrête. Malheureusement je ne puis faire de ligatures car le malade pâlit et syncope. Je place rapidement des compresses et un champ stérile sur la brèche crânio-cérébrale et je fais le traitement de la syncope : respiration artificielle, traction rythmée de la langue, piqûre de caféine. Le blessé se remet assez vite à respirer. Je change de gants, je refais une inspection minutieuse de la plaie et, laissant les deux pinces à demeure, je place deux mèches stériles faiblement tassées. L'hémorragie ne continue pas ; la dure-mère est *partiellement* suturée au catgut et le volet rabattu après y avoir pratiqué au davier-gouge une brèche pour le passage des compresses. Points de suture d'attente, non serrés. Pansement. Glace sur la région frontale.

Suites immédiates. — Pas de flèvre (37°-6), aucun trouble cérébral, pas de ralentissement du pouls.

Au quatrième jour, je fais le premier pansement, *sous anesthésie*, tout prêt à parer à une nouvelle hémorragie. Les pinces desserrées en place, le tamponnement ne se souille pas de sang, aussi les deux pinces sont enlevées. Le lendemain ablation des mèches inondées de sérum artificiel et pansement à plat après serrage des fils cutanés d'attente. Pas d'hémorragie secondaire.

Au quinzième jour, le blessé quitte la clinique en parfait état.

Suites éloignées. — En février 1920 je revois le jeune Dam... Il est complètement guéri : il ne présente aucun symptôme intellectuel, paralytique ni circulatoire et il a repris sans incident son travail. Localement, le plan osseux de la zone fracturée ne présente ni enfoncement ni solution de continuité et la perte de substance osseuse pratiquée pour le passage des mèches est en voie de cicatrisation : une simple dépression cupuliforme persiste, des dimensions d'une pièce de 50 centimes à peine.

Conclusion. — Ce résultat parfait et définitif est certainement dû à la précocité d'une intervention « *à ciel ouvert* » *précise et efficace.* Mon blessé serait probablement resté 8 ou 9 jours en parfaite santé apparente pour entrer ensuite dans le coma ou faire des complications cérébrales si je n'avais pas su imposer la seule conduite rationnelle dans pareil cas : *l'examen chirurgical.* Le départ des symptômes d'une contusion crânio-cérébrale, d'un hématome intra-crânien et d'une fracture ne peut-être fait de façon utile chez un blessé, dont la zône silencieuse cérébrale a été lésée, que par l'incision exploratrice, qui seule permet de faire vite et bien tout ce qui est nécessaire.

15 Mars 1920.

Imp. Jules Céas & Fils, Valence & Paris